BEI GRIN MACHT SICH IHR WISSEN BEZAHLT

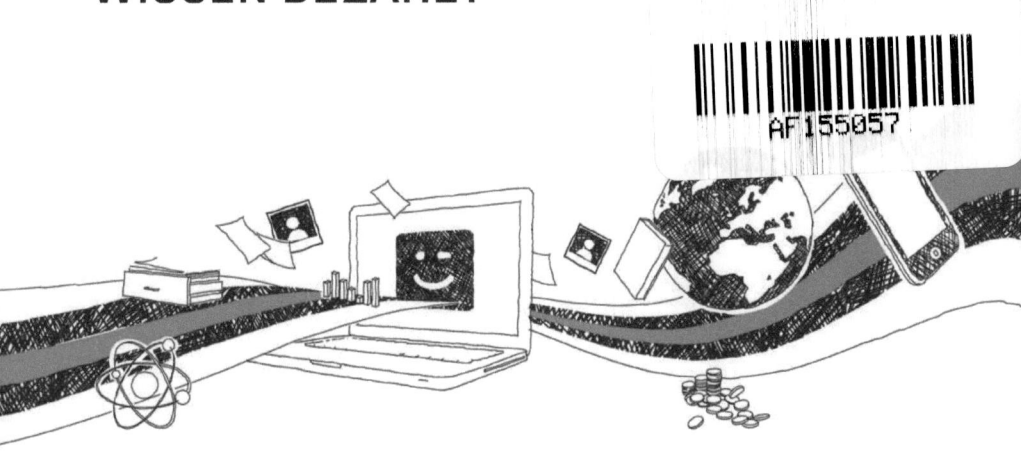
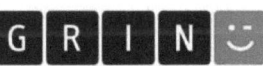

Welchen Einfluss haben psychosoziale Faktoren auf Post-Schlaganfall-Depressionen (PSD)?

Mercan Karadag

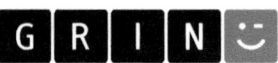

Bibliografische Information der Deutschen Nationalbibliothek:

Die Deutsche Nationalbibliothek verzeichnet diese Publikation in der Deutschen Nationalbibliografie; detaillierte bibliografische Daten sind im Internet über http://dnb.d-nb.de abrufbar.

ISBN: 9783389005279
Dieses Buch ist auch als E-Book erhältlich.

Druck und Bindung: Books on Demand GmbH, Norderstedt Germany
Gedruckt auf säurefreiem Papier aus verantwortungsvollen Quellen

Das vorliegende Werk wurde sorgfältig erarbeitet. Dennoch übernehmen Autoren und Verlag für die Richtigkeit von Angaben, Hinweisen, Links und Ratschlägen sowie eventuelle Druckfehler keine Haftung.

Das Buch bei GRIN: https://www.grin.com/document/1455350

Welchen Einfluss haben psychosoziale Faktoren auf Post Schlaganfall-Depressionen (PSD)

Modul:	**10**
Kurs:	**Gesundheitspsychologie**
Studienstandort:	**Unna**
Student/in:	Mercan Karadag
Studiengang:	Physician Assistant
Semester:	4

Abgabe am:	24.09.2023

Inhaltsverzeichnis

Zusammenfassung

Depressionen nach einem Schlaganfall (Post Stroke Depression = PSD) können durch eine Reihe von psychosozialen Risikofaktoren beeinflusst werden, die mit dem sozialen und psychologischen Wohlbefinden einer Person zusammenhängen. Das Interagieren dieser Faktoren mit den körperlichen und neurologischen Auswirkungen des Schlaganfalls kann so zur Entwicklung einer Depression beitragen.

Schlaganfallüberlebende und ihre Betreuer sollten sich des Potenzials für PSD bewusst sein und angemessene professionelle Unterstützung und Hilfe suchen. Die frühzeitige Erkennung und Behandlung von Depressionen kann das allgemeine Wohlbefinden und die Genesung von Schlaganfallüberlebenden erheblich verbessern. Ein multidisziplinärer Ansatz, der medizinisches Fachpersonal, Therapeuten und Selbsthilfegruppen einbezieht, kann bei der Behandlung der allgemeinen und der psychosozialen Risikofaktoren und der Bewältigung der PSD hilfreich sein.

Zusammenfassend kann die Entwicklung einer posttraumatischen Depression nicht auf einen einzigen Faktor zurückgeführt werden; Es handelt sich vielmehr um ein komplexes, biopsychosoziales Zusammenspiel verschiedener Umstände. Es ist erforderlich, dass die Studien besser synchronisiert werden.

Abkürzungsverzeichnis

(MA)   *Meta-Analyse*

DePreS   *Post Stroke Depression Prediction Scale*

ICD   *International Classificitation of Dieseases*

MDD   *Schwere depressive Störung*

PSD   *Post-Stroke-Depression*

PTBS   *Posttraumatische Belastungsstörung*

WHO   *Weltgesundheitsorganisation*

Für die Lesbarkeit des Textes wurden in dieser Arbeit die feminine und maskuline Form teils wechselnd verwendet. Die Angaben beziehen sich jedoch stets auf alle Geschlechter in gleicher Weise.

1. Einleitung/Theorie

Diese Arbeit setzt sich mit einem gegenwärtig vieldiskutierten Thema aus dem Bereich der psychologischen Erkrankungen, der Post-Schlaganfall-Depression auseinander. Die im englischen Sprachgebrauch eher als Post-Stroke-Depressionen (PSD) bekannte Krankheit, kommt gehäuft vor und ist mit einer höheren Mortalität, einer schlechteren Heilung, deutlicheren kognitiven Defiziten und einer geringeren Lebensqualität verbunden als ein Schlaganfall ohne Depression. Voneinander getrennt betrachtet sind Depressionen und Schlaganfälle zwei Hauptauslöser für sozioökonomische Beeinträchtigungen. In der Vergangenheit sind zur Frage von psychosozialen Indikatoren bereits eine Reihe von bevölkerungsspezifischen Kohorten Studien durchgeführt worden (Ärzteblatt, August 2018). Thema dieser Arbeit befasst sich ausschließlich mit der Depression, die nach einer ischämischen Attacke vorkommt.

1.1. Thema allgemein

Der Begriff Depression kommt vom lateinischen Verb „deprimere", was „herunterdrücken" bedeutet. Depression ist eine Stimmungs- und emotionale Störung, die sich durch anhaltende Niedergeschlagenheit, mangelnde Motivation, Interessenverlust und eine Reihe körperlicher Symptome äußert. Es ist immer noch nicht klar, warum Menschen depressiv werden. Besondere und extrem belastende Lebensumstände sowie genetische Veranlagungen können zu Depressionen führen. Untersuchungen zeigen, dass eine Vielzahl von Faktoren zusammenwirken, darunter neurochemische Ungleichgewichte, Genetik, Stress, soziale Faktoren wie Einsamkeit und psychologische Faktoren, also die Eigenschaften und Persönlichkeitsmerkmale einer Person.

Die Post-Schlaganfall-Depression (PSD) ist eine häufig auftretende ungünstige emotionale und psychologische Komplikation, die nach einem Schlaganfall auftreten kann. Negativ betroffen sind nicht nur die Patienten, sondern auch die Angehörigen, die nicht genau wissen, wie sie mit der Krankheit umgehen sollen. Trotz Identifizierung mehrerer Risikofaktoren und Prädiktoren ist die genaue Ursache der PSD noch nicht abschließend geklärt. Es ist wichtig zu wissen, dass nicht jeder, der einen Schlaganfall erleidet, eine Depression entwickelt, und dass das Vorhandensein von diesen Risikofaktoren nicht unbedingt zu einer PSD führen muss.

Es gibt zwei wichtige Standpunkte bezüglich der Ursachen für PSD. Einerseits diejenigen, die sich für eine biologische Genese entscheiden und die genaue Lage des cerebralen Geschehens und Veränderungen in den anatomischen und funktionellen Bahnen im Gehirn mit der Depression verbinden. Auf der anderen Seite steht der psychosoziale Standpunkt, der die psychosozialen Risikofaktoren hervorhebt und sich hauptsächlich mit dem beeinträchtigten Sozialleben und der Verschlechterung der Lebensqualität als Folge des Schlaganfalls beschäftigt.

Anmerkung der Redaktion: Die Abbildung wurde aus urheberrechtlichen Gründen entfernt.

Häufigste Symptome der PDS (Quelle wissen.de)

Depressionen nach einem Schlaganfall werden nicht immer erkannt und angemessen behandelt. Umso wichtiger ist es, dieses Zeichen ernst zu nehmen. Depressionen beeinträchtigen nicht nur die geistige Gesundheit, sondern können auch die körperliche Genesung beeinträchtigen. Die Symptome für eine PSD sind -gleich einer „normalen" Depression- wir folgt zu erkennen:

- Depressive Stimmung, Verlust des Interesses oder der Freude, deutliche
- Veränderungen des Appetits oder Gewichts, Schuldgefühle oder geringes
- Selbstwertgefühl, Schlafstörungen, Veränderungen des Aktivitätsniveaus,
- Müdigkeitsgefühle, Konzentrationsschwäche und Selbstmordgedanken. (Hirt 2020)

Wenn einige dieser Symptome länger als zwei Wochen anhalten, kann das ein Zeichen einer PSD sein. Die Erkennung einer PDS bleibt trotzdem schwierig, weil man zwischen einer Niedergeschlagenheit und einer Depression schlecht unterscheiden kann. Oftmals ist eine Körperseite gelähmt, was die Beweglichkeit und Unabhängigkeit stark einschränkt. Alltagsaktivitäten wie Körperpflege und Essen sind ohne fremde Hilfe schwierig und oft unmöglich. Durch die Lähmung werden auch die Sinne des Körpers gestört, da auf der gelähmten Seite kaum oder gar keine Empfindungen vorhanden sind. Das alles kann sehr stressig sein. Zudem sind Menschen, die nach einem Schlaganfall depressiv werden, aufgrund der Sprachbehinderung oft nicht in der Lage, ihre Gefühle über ihre Erkrankung auszudrücken. Es kann sehr deprimierend sein, wenn die Leute einen nicht mehr oder nur noch eingeschränkt verstehen. Manche Menschen können ihre Gefühle möglicherweise nicht mehr so gut ausdrücken, wie vor dem Schlaganfall und wirken möglicherweise deprimiert. Deshalb ist es umso wichtiger, dass das Umfeld – nicht nur medizinisches und pflegerisches Personal, sondern auch Angehörige und Freunde – auf die Anzeichen einer Depression achtet.

Viele Studien und Reviews bezüglich dieser Thematik sind in der Literatur zu finden. Seit etwa 100 Jahren ist die Post-Stroke-Depression in der psychischen Forschung bekannt. Trotzdem wurden erst in den 1970er Jahren die ersten kontrollierten systematischen Studien durchgeführt. Trotz dieser langen Zeit, gibt es immer noch viele ungelöste Fragen, insbesondere in Bezug auf die Pathophysiologie Viele Meta-Analysen müssen auch sorgfältig überprüft werden. Es kommt häufig vor, dass Studien mit nicht ausreichend validierten diagnostischen Instrumenten einbezogen werden. Die dort präsentierten Skalen zeigen die Anzahl und Intensität von depressiven Symptomen, die Zeit nach dem Schlaganfall und die Schwere des Schlaganfalls werden jedoch nicht berücksichtigt (Robinson & Jorge, 2017)

Die Prävalenzwerte, die in den letzten Jahren fast konstant geblieben sind, zeigen, dass Post-Stroke-Depression eine sehr häufige Komplikation ist und oft nicht ausreichend beachtet wird. Die Ergebnisse dieser Studien müssen so interpretiert werden, dass evidenzbasierte klinische Strategien unerlässlich sind, um Depressionen nach einem Schlaganfall zu diagnostizieren und zu behandeln. Ein wichtiger Anhaltspunkt bei den Ergebnissen dieser Studien liegt darin, dass fast alle auf die Früherkennung der Anzeichen und die angemessene medizinische und psychologische Unterstützung hinweisen. Dabei geht es auch um die genaue Feststellung der breitgefächerten Risikofaktoren: Persönliche oder familiäre Vorgeschichte von Depressionen, Art und Schwere des Schlaganfalls, körperliche Behinderungen, kognitive Beeinträchtigung, soziale Isolation, unverarbeiteter Kummer oder Verlust, neurologische Veränderungen, chronische Gesundheitszustände, Medikamente, Alter und Geschlecht sowie psychologische Faktoren. Die interdisziplinäre Behandlung der PSD ist entscheidend für die Verbesserung der allgemeinen Lebensqualität und der Rehabilitationsergebnisse von Schlaganfallpatienten.

Zu den wichtigsten Behandlungsmöglichkeiten gehören Psychotherapie, Antidepressiva, Selbsthilfegruppen und Änderungen der Lebensweise. Ein frühzeitiges Eingreifen und ein ganzheitlicher Betreuungsansatz mit neuropsychologischen Therapien können helfen, die mit der PSD verbundenen Risikofaktoren zu bewältigen und zu mindern. Die Rolle der Familie und der Gesellschaft für die Rehabilitation des Erkrankten ist immens groß. Allerdings fehlt die nötige wertgebende Unterstützung für diesen Kreis, wie diese Arbeit auch herausstellen wird.

1.2. Spezielles Thema Studienarbeit

Bei einer Reihe von wissenschaftlichen Studien und Meta-Analysen in der Vergangenheit sind die Faktoren, die mit PSD assoziiert werden, eingehend untersucht und unterteilt worden. Die in epidemiologischen Studien identifizierten wichtigen Risikofaktoren wie psychosoziale Belastung und chronischer Stress für Schlaganfälle sind hier als gemeinsame Ursachen zu betrachten. (Kronenberg et. al. 2017 6 May et. al. 2002, Surtees et. a. 2008)

Anmerkung der Redaktion: Die Abbildung wurde aus urheberrechtlichen Gründen entfernt.

Risikofaktoren und Häufigkeit PSD (Quelle wissen.de)

Ziel dieser Hausarbeit ist es auf der Grundlage der bisherigen Erkenntnisse eine kurze Zusammenfassung dieses Phänomens zu erstellen und das Augenmerk auf die psychosozialen Risikofaktoren und die hier in Erscheinung tretenden Unzulänglichkeiten zu legen, wie z. B. das Fehlen von eindeutigen Diagnosekriterien, die ungenügenden präventiven Interventionen oder die professionelle Nachverfolgung der Erkrankten in ihrem sozial-familiären Umfeld, die eine nicht zu unterschätzende entlastende und bestärkende Funktion auf den Einzelnen und in letzter Instanz auf die Gesellschaft haben kann. Auch die Beschränkung der randomisierten Studienergebnisse auf Patienten, die in der Lage sind, ausreichend zu kommunizieren, ist eindeutig als Hindernis für die Generalisierbarkeit zu benennen.

1.3. Forschungsfrage

Im Mittelpunkt dieser Arbeit steht nun die Frage: **Welchen Einfluss haben psychosozialen Faktoren auf Post-StrokeDepressionen?**

1.4. Persönliche Motivation

Depressionen, die die häufigste neuropsychiatrische Komplikation nach einem Schlaganfall sind, können die Rehabilitation beeinträchtigen und auch das funktionelle Ergebnis verschlechtern. Neben dem hohen psychischen Leidensdruck, den die Depression verursacht, kann eine postoperative Depression zusätzlich das Selbstmordrisiko erhöhen. Insgesamt scheint die PSD auf eine komplexe, multifaktorielle biopsychosoziale Genese zurückzuführen. Dies spiegelt sich in einer Vielzahl von Studien und Ansichten über die Pathophysiologie wider (Dar et. a. 2017). Obgleich in den letzten 15 bis 20 Jahren viele effektive Therapieansätze für Menschen mit kognitiver, emotionaler und behavioraler Probleme nach Hirnschädigung entwickelt wurden, sind weitere Untersuchungen über die Ätiologie und die Diagnostik der PSD für den Forschungsdiskurs relevant. Denn die oftmals nicht erkannte Depression nach einem Schlaganfall, von dem laut Hirt et. al. (2020) etwa 36 % der Schlaganfallüberlebenden in den ersten zwei Monaten betroffen seien, wirkt sich negativ auf die Rehabilitation und die Erholung von motorischen und kognitiven Defiziten nach einem Schlaganfall aus. Hirt zitiert zugleich, dass bei 14 % eine schwere depressive Störung (MDD) diagnostiziert wird (Hackett und Pickles, 2014). Die Pathogenese ist sehr komplex und beinhaltet Faktoren wie biologische und psychosoziale Mechanismen (Wang et. al. 2018),

Somit ist die Teilhabe in der Gesellschaft in vielen Ebenen gestört. Das, J.K.G.R und Rajanikant, G. K. (2018) stellen außerdem fest, dass die Wahrscheinlichkeit eines erneuten Auftretens neurovaskulärer Ereignisse dadurch erheblich erhöht wird. Erwiesenermaßen spielen biologische und psychologische Faktoren eine wichtige Rolle bei der PSD. (Kronenberg & Endres, 2013). Die bisher unternommenen zahlreichen Anstrengungen um die Risikofaktoren und Prädiktoren der PSD zu ermitteln, haben zwar signifikante Ergebnisse geliefert, jedoch sind diese uneinheitlich und führten bisher zu keiner geeigneten Auflösung der genauen Ursachen. Neben dem präventiv orientierten Screening und Diagnoseverfahren und den medikamentösen Einstellungen gewinnt hier eine den sozioökonomischen und soziokulturellen Bedürfnissen der Patienten angepasste Psychotherapie an Bedeutung. Die psychische Gesundheit sollte geschützt und gefördert werden. Eine messbare

Verschlechterung der psychischen Gesundheit der erwachsenen Bevölkerung in den letzten Jahren in Deutschland ist in einer Studie von Allen et. al. (2021) zu beobachten. Das ist ein Hinweis darauf, dass die psychische Gesundheit insgesamt schlechter wird und dadurch auch die Regeneration nach Schlaganfall sich umso schwieriger gestaltet.

2. Methode

Zur vorliegenden Arbeit wurde eine systematische und umfangreiche Literaturrecherche in verschiedenen Fachdatenbanken mit der im RefHunter (Manual zur Literaturrecherche in Fachdatenbanken) beschriebenen Vorgehensweise durchgeführt. Mit Entwicklung eines spezifischen Suchstrings und unter Beachtung der Qualitätskriterien für gesundheitswissenschaftliche Arbeiten erfolgt nach der Einleitung ins Thema und Erläuterungen zur Methode, eine kurze Vorstellung der im Fokus stehenden Studien im Ergebnisteil. Darauf aufbauend wird die Beantwortung der Forschungsfrage und ein kurzer Ausblick mit kritischen Reflektionen im Diskussions- und Fazit-Teil dargelegt. Die Zusammenfassung (Abstract) beschließt die Arbeit.

2.1. Literaturrecherche

In der Online-Bibliothek der DHGS-Lernplattform konnten Bücher mit neuropsychologischen Therapieansätzen zum Thema gefunden werden, darunter von Jascha Rüsseler, der sich mit der Behandlung kognitiver, emotionaler und behavioraler Probleme von Menschen nach einer Hirnschädigung beschäftigt

2.2. Datenbankrecherche in PubMed

Datenbankrecherche in PubMed, Medline, der Cochrane Library und Google Scholar wurden durchgeführt, die Veröffentlichungen vom 01.Januar 2003 bis zum 01.09.2023 umfasste. Nach zeitlichen und systematischen Filterkriterien wurden 202, -zum größten Teil englischsprachige- Studien zu Risikofaktoren für PSD anhand von Ein- und Ausschlusskriterien identifiziert und auf 34 mit „systematic review" gefilterte Ergebnisse reduziert.

Von vielen auf Teilgebiete konzentrierten Studien wurden einige für diese Arbeit herangezogen: (2) Zwei randomisierte Studien, wobei eine Studie die Korrelation zwischen kurzer Schlafdauer vor einem Apoplex und PSD unterstrich und eine andere prospektive,

6

binationale Studie, die sich mit der Vorhersagegenauigkeit einer PSD Prädiktion Skala beschäftigte; (2) zwei Metaanalysen, bei der die Risikofaktoren von PDS thematisiert und wurden und (1) eine Studie, die sich auf einen neuen Algorithmus für ein standardisiertes diagnostisches Verfahren in der klinischen Routine bezog, standen als Quellen zur Verfügung. Des Weiteren fand sich (1) eine Dissertationsarbeit, die in einer Beobachtungsstudie eine genaue Altersabhängigkeit und eine Manifestation während einer spezifischen geriatrischen Betreuung mit angewandtem Testverfahren behandelte und (1) eine Diplomarbeit, die sich im allgemeinen der biopsychosozialen Zusammenhänge der PDS widmete.

2.3. Weitere Forschungsmethoden

Um einen Zusammenhang zwischen Migrationshintergrund und PSD in Deutschland zu untersuchen wurden auch nichtdeutschsprachige Quellen in den Datenbanken untersucht, wobei festgestellt wurde, dass dieses Unterfangen inhaltlich mehr als ein Hausarbeitsvolumen benötigt. Nach geeigneten Beobachtungsstudien und Interviews könnte das Vorhaben eine lohnenswerte Aufgabe für die Zukunft darstellen.

3. Ergebnisse

Im Folgenden werden die für diese Arbeit herangezogenen Studien dargestellt.

3.1. Randomisierte Studien

Erste Studie: In einer bevölkerungsbasierten, ethnischen Stichprobe des Institutes für Epidemiologie in Michigan/USA wird der Zusammenhang zwischen der Schlafdauer vor dem Schlaganfall und einer Depression 90 Tage nach dem Schlaganfall dargestellt. Dong et.al. (2021) begründen ihre Forschung mit dem erhöhten Vorkommen von Schlafstörungen und Depressionen bei Schlaganfallpatienten und den unzureichenden Erkenntnissen über die Rolle des Schlafs bei Depressionen nach einem Schlaganfall. Die Studie umfasste 1.369 Schlaganfallpatienten aus dem Projekt „Brain Attack Surveillance in Corpus Christi". Zur Erfassung diente das 8-teilige „Patient Health Questionnaire, mit dem die Depressionsfälle 90 Tage nach dem Schlaganfall erfasst wurden. Die Schlafdauer vor dem Schlaganfall wurde kurz nach dem Vorfall von den Patienten selbst eingeschätzt. Mehrfache Imputation und inverse Wahrscheinlichkeitsgewichtung wurden verwendet, um fehlende Daten und Ausfälle zu berücksichtigen. Zur Untersuchung des Zusammenhangs zwischen der

Schlafdauer vor dem Schlaganfall und der Depression nach dem Schlaganfall wurden gewichtete logistische Regressionsmodelle angewandt.

Das Durchschnittsalter der Probanden betrug 68,2 Jahre 63,6 % hatten eine mexikanische Familiengeschichte. Bei den Teilnehmern, die über weniger als 6 Stunden Schlaf berichteten, war die Prävalenz für Depressionen nach dem Schlaganfall am höchsten (52,4 %, 95 % Konfidenzintervall=45,7 %-59,0 %). Im Vergleich zu den Teilnehmern, die vor dem Schlaganfall 7-8 Stunden Schlaf angegeben hatten, war die Wahrscheinlichkeit einer Depression nach dem Schlaganfall bei den Teilnehmern mit kurzer Schlafdauer signifikant erhöht (Odds Ratio [Chancenverhältnis]= 1,96; 95 % Konfidenzintervall = 1,38-2,79), und zwar nach Adjustierung für soziodemografische, Stroke und Pre-Stroke-Merkmale, einschließlich Depression vor dem Schlaganfall. So gehen die Autoren dieser Studie davon aus, dass nach Anpassung für Kovariaten [Kontrollvariablen] einschließlich Depressionen vor dem Schlaganfall und Schlafapnoe-Risiko, eine kurze Schlafdauer vor dem Schlaganfall ein unabhängiger Risikofaktor für Depressionen nach dem Schlaganfall sein kann.

Zweite Studie: In einer anderen prospektiven binationalen Beobachtungsstudie Studie wird die Vorhersagegenauigkeit der „Post-Stroke Depression Prediction Scale" bewertet. Hintergrund dieser Studie von Hirt et. al. (2020) ist die Suche nach einer frühzeitigen Erkennung und anschließenden adäquaten Behandlung der PSD, da sich dadurch die Genesung nach einem Schlaganfall verbessert. Der Focus liegt hierbei auf der „Post-Stroke Depression Prediction Scale (DePreS)". Sie ist entwickelt worden, um die Früherkennung zu unterstützen und in der ersten Woche nach einem Schlaganfall das Risiko einer Depression im zweiten Monat vorherzusagen.

Hospitalisierte Schlaganfallpatienten aus drei Stroke-Units in den Niederlanden und Deutschland wurden in diese prospektive multizentrische Beobachtungsstudie mittels aufeinanderfolgender Stichprobenentnahme mit folgender Methodik einbezogen: In der ersten Woche nach einem Schlaganfall wurde mit dem DePreS das vorhergesagte Risiko für eine Depression abgeschätzt. Zwei Monate nach dem Schlaganfall wurde mit dem „Composite International Diagnostic Interview" eine schwere depressive Störung (MDD) festgestellt. Das Durchschnittsalter der 93 eingeschlossenen Patienten betrug 70,4 Jahre, und 57 (61,3 %) waren männlich. Die meisten Patienten (97,8 %) erlitten einen ischämischen Schlaganfall. Die Autoren beschreiben, dass die Ausgangsmerkmale der Teilproben überwiegend vergleichbar waren. Dabei ergab sich, dass die niederländische und die deutsche Teilstichproben sich hinsichtlich der vaskulären Risikofaktoren und der Schwere des Schlaganfalls unterscheiden. Das zeigt sich z. B. daran, dass die Patienten der deutschen Stichprobe im Durchschnitt jünger waren und häufiger an Diabetes mellitus oder Bluthochdruck litten.

Diese Studie zeigt, dass der DePreS ein geeignetes Instrument zur frühzeitigen und zuverlässigen Identifizierung von Schlaganfallpatienten ist, bei denen in den zweiten Monaten nach dem Schlaganfall kein MDD-Risiko besteht. Dies schränkt die Notwendigkeit einer strukturellen diagnostischen Nachsorge auf Patienten mit hohem Risiko ein. Nennenswert ist, dass die drei Krankenhäuser nicht an der Entwicklungsstudie des DePreS beteiligt waren. Es stellt sich heraus, dass bei rechtzeitiger Diagnose und anschließender adäquater Therapie der routinemäßige Einsatz von DePreS in der täglichen Krankenhausversorgung die Belastung verringern kann, mit unbehandelten Folgen einer Depression zu leben. Dieser Ansatz sollte verfolgt werden. Die Generalisierbarkeit beider Studienergebnisse ist auf Patienten beschränkt, die in der Lage sind, ausreichend zu kommunizieren. Sie geben auch wenig Hinweise auf PreDepressions-Stadien oder soziokulturellen Hintergrund, die Einfluss auf die Krankheit haben können.

3.2. Metaanalysen

Erste Metaanalyse (MA): In einer von der National Natural Science Foundation of China (NNSFC) unterstützten umfangreichen Metaanalyse von Shi et. al (2017), wurde das Ziel anvisiert, die Risikofaktoren für PSD anhand der evidenzbasierten Medizin zu ermitteln. Hierzu wurden 36 Studien in die Untersuchung einbezogen. Der wichtigste veränderbare Risikofaktor war eine psychische Vorgeschichte. Darüber hinaus wurden folgende Risikofaktoren für PSD identifiziert: Weibliches Geschlecht, Alter (<70 Jahre), Neurotizismus, Familiengeschichte, Schwere des Schlaganfalls und Grad der Behinderung.

Die Autoren vertreten die These, dass soziale Unterstützung als Schutzfaktor für PSD herausragt. Aus den dargelegten Ergebnissen lassen sich folgende Schlussfolgerungen ziehen: Es bestehen viele Faktoren, die Auswirkungen auf die PSD haben. Insgesamt zeigt sich, dass der Schweregrad des Schlaganfalls ein wichtiger Faktor für das Auftreten von PSD ist. Außerdem kommen die Forscher zu dem Schluss, dass die psychische Vorgeschichte ein möglicher Prädiktor für PSD ist und die Prävention der Krankheit die Beteiligung der Gesellschaft und der Familie erfordert. Eindeutige Hinweise zu Ansatzpunkten dieser Beteiligung werden jedoch nicht geleistet.

Demgegenüber steht allerdings in dieser Studie die ausführliche Analyse über die Charakteristik der PSD. Mit dem zitierten Hinweis „dass sich die durch einen Schlaganfall verursachten Hirnschäden meist im Frontallappen und in den Basalganglien befinden, die in hohem Maße mit der emotionalen Verarbeitung korreliert sind (Hornak et al., 1996; Pell und Leonard, 2003)" zeigen die Autoren (Shi et.al, 2017, S. 9) auf, dass der Schweregrad des Schlaganfalls einer der signifikanten Risikofaktoren für PSD sein könnte. Das würde der Hypothese entsprechen, dass es eine Beziehung zwischen dem Ausmaß der Hirnschädigung und der Depression geben könnte (Vataja et al., 2004)." Als wichtiger Grund werden die durch die Hirnschädigung verursachten Sprach- und Bewegungsstörungen, Dysfunktionen und Lebenshindernisse angeführt, die das Selbstvertrauen der Patienten beeinträchtigen und die Häufigkeit von Depressionen erhöhen könnten. Ein wichtiger Anhaltspunkt in dieser Diskussion ist auch die Erwähnung des Zusammenhangs zwischen der Lage der Läsion und der PSD. Laut dieser Studie von Shi et. al. (2017) fanden Robinson et al. (1984) und Starkstein und Robinson (1989) heraus, dass Patienten mit linkshemisphärischen Läsionen depressiver sind als solche mit rechtshemisphärischen Läsionen und dass der Schweregrad der PSD eng mit dem Ausmaß der Schädigung des Frontallappens zusammenhängt. Dagegen sprechen laut Studie einige andere Untersuchungen (Gainotti et al., 1999; Carson et al., 2000; Gainotti und Marra, 2002; Kutlubaev und Hackett, 2014; Wei et al., 2015), die diese Ansicht ablehnten und die Meinung vertraten, dass die Lage der Läsion nicht mit der PSD assoziiert sei und dass das psychologische Modell eine Rolle für das Risiko der PSD spiele.

Des Weiteren wird in der Studie eruiert, dass die Schädigung der linken Hemisphäre, insbesondere des linken Frontallappens und der linken Basalganglien, in engem Zusammenhang mit dem Ausmaß der PSD im akuten und subakuten Stadium stünde, was darauf hindeute, dass die Lage der Läsionen mit der PSD korrelieren würde. Die Autoren weisen darauf hin, dass diese Erkenntnisse von Vataja et al. (2001) und Rajashekaran et al. (2013) unterstützt werden. Als mögliche Ursachen für diese Vermutung werden die Positionen geteilt, dass die linke Hemisphäre die dominante Hemisphäre ist, die für positive Emotionen und Sprache zuständig ist, und dass das Ausmaß der neurologischen Defizite in der linken Hemisphäre bei Schlaganfallpatienten schwerwiegender ist. Zitiert wird Jastorff et. al., nach dem der Frontallappen und die Basalganglien das Herzstück des emotionalen Netzwerks bilden (Jastorff et al., 2015) und es wahrscheinlicher ist, dass sich diese Hirnareale verändern und dann zu depressiven Symptomen führen. Gleichzeitig sei es erwähnenswert, dass die repetitive transkranielle Magnetstimulation zur Stimulierung des fokalen Gehirns bei Patienten mit Depressionen wirksamer ist, wenn sie laut Robinson und

Jorge (2016) an den linken dorsolateralen präfrontalen Kortex verabreicht werde. Dieses Phänomen deute ebenfalls darauf hin, dass der präfrontale Kortex bei Depressionen eine wichtige Rolle spiele.

Die Studie belegt, dass das Auftreten von PSD bei Patienten mittleren Alters häufiger als bei älteren Menschen (>70 Jahre) vorkommt. Denkbar ist eine verminderte geistige Leistungsfähigkeit und die langsamere Genesung, die die Lebensqualität beeinträchtigt und den psychischen Druck erhöht. Im Gegensatz scheint es nach der Studie für die Menschen mittleren Alters (<70 Jahre) schwieriger zu sein, mit den durch die Krankheit verursachten körperlichen Beschwerden und dem Verlust der Arbeitsfähigkeit fertig zu werden. Richtungweisend wird die These von Boden-Albala et. al. (2005) erwähnt, dass die im Frühstadium des Schlaganfalls auftretenden plötzlichen Verhaltensstörungen zu einer Verringerung der Teilhabe an sozialen Interaktionen führen. Die daraus resultierende soziale Isolation wird somit als negativer Einfluss auf die allgemeine Gesundheit definiert. Letztendlich findet sich ein hoher Grad der Behinderung als ernsthafter Nachteil für das Leben und die Arbeit der Patienten und führt zu einem großen physiologischen und psychologischen Trauma, das schließlich in einer PSD mündet. Der Grad der Behinderung ist also auch nach dieser Studie ein wichtiger Indikator für die PSD-Prävention. Die Weltgesundheitsorganisation (WHO) berichtete (2017), dass Depressionen „weltweit die häufigste Ursache für Behinderungen sind", während Schlaganfälle normalerweise zu den drei häufigsten Ursachen für die Krankheitslast zählen. Es wurde bei diesem Bericht darauf hingewiesen, dass eine Metaanalyse von 119 bevölkerungsbasierten Studien (58 aus Ländern mit hohem Einkommen und 61 aus Ländern mit niedrigem Einkommen) aus allen 21 Regionen mit der globalen Krankheitslast schätzte, dass dies weltweit der Fall ist. Meines Erachtens ist hier auch eine Betrachtungsweise mit diesem Aspekt erforderlich. Wenn man bedenkt, dass nach einem Datenreport des Statistischen Bundesamtes 2021 zufolge allein in Deutschland rund 10% der Bevölkerung einen Grad der Behinderung hat, gewinnt die Notwendigkeit der präventiven Maßnahmen für PDS schier an Bedeutung. Behinderungen treten bekanntermaßen vor allem bei älteren Menschen auf. So war bei dem Datenreport etwa ein Drittel der schwerbehinderten Menschen 75 Jahre und älter. Wie es aus Tabelle 1 ersichtlich ist, gehörte knapp die Hälfte der Altersgruppe von 55 bis 74 Jahren an. Dagegen fielen der Anteil der 15- bis 24-Jährigen mit 2,2% sowie der Anteil der unter 15-Jährigen mit 1,9% gering aus. Die Schwerbehindertenquote steigt demzufolge mit zunehmendem Alter an. Während bei den 25- bis 34-Jährigen 2,4% schwerbehindert waren, hatte in der Gruppe der ab 80-Jährigen jeder Dritte einen Schwerbehindertenausweis. Die weitaus meisten Behinderungen (89% der Fälle) waren krankheitsbedingt, der Rest war angeboren.

Auf die nicht zu übersehende Schädigung der sekundären Neurodegeneration wird auch hingewiesen, mit der Bemerkung, dass diese in Bezug auf den emotionalen Kreislauf schwerwiegende Auswirkungen auf die PSD hat (Loubinoux et al., 2012). Unter sekundärer Neurodegeneration versteht man die Nervenschäden nach einem fokalen Hirninfarkt an den Nervenfasern der entfernten Hirnbereiche. Diese Arbeit wurde von der National Natural Science Foundation of China (NNSFC) unterstützt.

Die zweite Metaanalyse in „Archives of Physical Medicine and Rehabilitation" beinhaltet Faktoren, die mit körperlicher Aktivität nach einem Schlaganfall zusammenhängen. Hierzu wurden Kohorten- und Querschnittsstudien berücksichtigt, bei dem Überlebende eines Schlaganfalls in der Gemeinde rekrutiert wurden und messbare Faktoren erfasst wurden, die mit körperlicher Aktivität in Verbindung stehen.

Es wurden 2161 Studien gescreent und 26 Studien eingeschlossen. Alter und Geschlecht waren die nicht veränderbaren Faktoren, die mit der körperlichen Aktivität nach einem Schlaganfall in Verbindung gebracht wurden. Die veränderbaren Faktoren waren körperliche Funktion, kardiorespiratorische Fitness, Müdigkeit, Umgang mit Sturz- und Gleichgewichtsangt, Depression und gesundheitsbezogene Lebensqualität. Die Auswirkungen der Infarktseite, der Vernachlässigung und der Kognition auf die körperliche Aktivität nach dem Schlaganfall waren nicht schlüssig. Die oben genannten veränderbaren Faktoren standen mit körperlicher Aktivität nach einem Schlaganfall in Verbindung, jedoch konnten in der Studie die Ursache und Wirkung dieser Zusammenhänge nicht abschließend geklärt werden. Es geht darauf hinaus, dass die Möglichkeit einer umgekehrten Kausalität untersucht werden muss.

In einer weiteren Literaturrecherche wurde das in der Zeitschrift Thieme „Fortschritte der Neurologie Psychiatrie ein Artikel über PSD von Dohmen, C. et. al (2006) bekannt gemachte Algorithmus für ein standardisiertes diagnostisches Vorgehen in der klinischen Routine gefunden. Die Autoren appellieren an die Wissenschaft, dass trotz der großen klinischen Relevanz dieses Krankheitsbildes in der Routinebehandlung der Schlaganfallpatienten die PSD häufig übersehen wird und bei Diagnosestellung oft auch unbehandelt bleibt. Zur Begründung ihrer These führen sie an, dass diagnostische Unsicherheit dadurch vergrößert werden, weil einheitliche Diagnosekriterien fehlen und

12

damit das Krankheitsbild durch die aktuelle Version der International Classification of Diseases (ICD-10) nicht eindeutig erfasst werden könne. Sie untermauern, dass sie erstmals einen Algorithmus vorstellen, mit dem Schlaganfallpatienten standardisiert auf das Vorliegen einer PSD untersucht werden können. Dabei sollen die Patienten generell einem einfachen und kurzen Screening unterzogen werden, um nur bei Verdacht auf eine PSD in der initialen Screening-Untersuchung eine aufwändigere Diagnostik folgen zu lassen. Des Weiteren werden Möglichkeiten und Schwierigkeiten aufgezeigt, die PSD als eigenständiges Krankheitsbild im System der Diagnostic Related Groups (DRG) zu kodieren und damit den Schweregrad des betroffenen Patienten optimal abzubilden. Ein Zugriff auf den gesamten Artikel war leider nicht möglich, so dass hier kein Eindruck wiedergegeben werden kann. Die Anführung in dieser Arbeit dient nur dem Zweck, dass verschiedene Algorithmen zur Diagnostizierung der PSD bereits entwickelt wurden.

In einer Dissertation von Nemet, I.(2008) geht es wiederum um das Auftreten und Verlauf von Depressionen bei Patienten nach cerebralem Insult während/nach einer stationären geriatrischen Therapie. Nach Nemet (2008) wird die Rehabilitation der Patienten durch die PSD erschwert und führt dadurch in vielen Fällen zu einem schlechteren Endergebnis („Outcome") als das akute Ereignis es ansonsten zur Folge hätte. Trotz dieser Bedeutung und der klinisch erlebten Häufigkeit dieser Komplikation gibt es laut Nemet vergleichsweise wenig gesicherte wissenschaftliche Daten zur Häufigkeit, zu Risikofaktoren, zu einem etwaigen Zusammenhang mit Art und Ausmaß des cerebralen Schadens oder zum konkreten Einfluss auf den späteren Verlauf. In seiner Arbeit wurden 82 Patienten mit einem frischen cerebralen Insult untersucht, die in einer geriatrischen Klinik aufgenommen waren und sich in der Frührehabilitation befanden. Die angewandten Testsysteme beschränkten die Auswahl dabei auf Patienten, denen eine hinreichend sprachliche Kommunikation möglich war. Trotz Berücksichtigung und Untersuchung sowohl neuropathologischer, als auch psychosozialer Aspekte kann aus seiner Beobachtungsstudie nicht mit Sicherheit, eine bestimmte Ursache für die Entwicklung einer Depression nach einem cerebralen Insult eruiert werden. Die Ergebnisse deuten vielmehr darauf hin, dass die Ursachen für die Entwicklung einer Depression nach einem Schlaganfall sehr vielseitig sind und das Auftreten durch eine Reihe von Risikofaktoren begünstigt oder weniger wahrscheinlich gemacht wird. Er argumentiert, dass man solange keine zusätzlichen Daten aus wesentlich größeren Untersuchungskollektiven vorliegen, bei allen dort beschriebenen Patienten an eine Post-Stroke-Depression denken und gegebenenfalls entsprechende Tests und Screeningverfahren initiieren muss (z.B. Hamilton Rating Scale for Depression (HAMD) - Center for

13

Epidemiological Studies-Depression Scale (CES-D) - Patientengesundheitsfragebogen (PHQ-9)

Beeindruckend ist in dieser Studie allerdings, dass mit vielen Abbildungen die Prävalenz der vorher an cerebralem Insult erkrankten Patienten und die Altersverteilung sowie geschlechterspezifische Altersverteilung eingehend demonstriert wird (siehe Abb. 2, 3). Die Untersuchungsergebnisse der Depressionshäufigkeit im Zusammenhang mit einem Mit- oder Ohne-Ehe- Partnerschaftsverhältnis stechen hier besonders hervor (Abb. 4). Dabei wird festgestellt, dass zwar bis zur Entlassung keine wesentlichen Unterschiede in den beiden Gruppen auffallen, dass sich jedoch zum Zeitpunkt der Abschlussuntersuchung und der telefonischen Interviews (10 – 12 Wochen nach Entlassung) ein wesentlicher Unterschied bemerkbar macht. Hier wird eine deutlich geringere Anzahl der Depressionshäufigkeit bei Personen mit Ehe- bzw. Partnerschaftsverhältnis erkannt. Daraus kann sich die Konsequenz ergeben, dass bei der Krankheitsbearbeitung oder der Krankheitsentstehung der Partner eine große Rolle spielt. Hierzu sind aber weitere Experimente mit mehr Probanden notwendig.

In der Diplomarbeit von Bauer, S. (2020) werden ausgewählte Faktoren beschrieben, die das Risiko einer Depressionsentwicklung nach einem Schlaganfall beeinflussen können. Hiernach besteht ein signifikanter Zusammenhang zwischen Depressionen vor und nach einem Schlaganfall. Eine Depression vor einem Schlaganfall erhöht das Risiko einer Depression nach einem Schlaganfall erheblich. Eine prospektive Kohortenstudie von Guiraud et al. Al. (2016) identifiziert eine Vorgeschichte von Depressionen als Basisprädiktor für eine Depression nach einem Schlaganfall innerhalb von 6 Monaten nach einem ischämischen Schlaganfall. Ebenso erwiesen sich familiäre Prädispositionen psychischer Erkrankungen als Prädiktoren für die Entwicklung einer Post-Stroke Depression in der akuten und subakuten Phase nach einem Schlaganfall (< 3 Monaten), wobei das Forschungsbild der genetischen Ursachen sehr ausführlich bewertet wird. (Abb.4) Ferner beruft der Autor sich auf eine Studie aus den USA (Dong et. al. 2018), die das Risikoprofil ungleicher soziodemographischer Gruppen untersuchte. Demzufolge können niedrige Schulbildung und geringes Einkommen aus verschiedenen Gründen zu mangelnder Gesundheit beitragen (z.B. in ärmeren Ländern mit eingeschränktem Zugang zu medizinischer Versorgung), was sich auch in einer erhöhten Prävalenz für eine Poststroke Depression wiederspiegelt. In der Arbeit hebt Bauer neben dem Faktor des Schweregrades des Schlaganfalls auch den Zusammenhang zwischen Prädiabetes und der Post-Stroke-Depression nach akutem ischämischem Schlaganfall hervor. Hiernach wurde die Post-

Stroke Depression in einer Studie von Xiao et.al. (2018) einen Monat nach dem Schlaganfall mit der HamiltonDepressions-Skala (Score > 8) diagnostiziert. Resultat: In der Prädiabetesgruppe (HbA1c: 5,7%-6,4%) war die Wahrscheinlichkeit zur Entwicklung einer Post-Stroke Depression signifikant höher als in der Vergleichsgruppe. Weitere Untersuchungen seien erforderlich um die wechselseitige Beziehung zwischen einem erhöhten Serumbilirubin und einer PostStroke Depression zu definieren. Denn es wurde ein signifikant höherer Bilirubin-Spiegel in der Post-stroke-Depressionsgruppe im Vergleich zu jener Gruppe festgestellt, die nicht an Post-Stroke Depressionen erkrankt war.

4. Diskussion

Bei der Recherche zu dieser Forschungsfrage war sehr viel Material auffindbar, die eindeutig in diesem Forschungsdiskurs gewisse Lücken füllen kann. Jedoch ist die Konzentration auf psychosoziale Risikofaktoren aufgrund der geringen Anzahl der Fallstudien und der Nichtgeneralisierbarkeit der Untersuchungsergebnisse nicht leicht.

Eindeutig wird, dass ein Mangel an sozialer Unterstützung oder ein begrenztes soziales Netz das Risiko einer PSD erhöhen kann. Das Gefühl, isoliert oder von Freunden und Familie getrennt zu sein, oder sich nicht klar ausdrücken zu können, Veränderungen der Lebensqualität aufgrund von körperlicher Behinderung, Verlust der Unabhängigkeit oder veränderten Lebensrollen können zu Gefühlen der Hoffnungslosigkeit und Depression führen. Die Bewältigung der Folgen eines Schlaganfalls, einschließlich der Anpassung an körperliche Einschränkungen, Veränderungen im Tagesablauf und die Anpassung an eine neue Normalität, kann eine große Herausforderung darstellen, die man ohne Hilfe nicht stemmen kann. Erschwerend kommt hinzu, dass dieser Umstand eine Veränderung des Selbstwertgefühls und des Selbstbildes verursacht, die sich aufgrund von körperlichen oder kognitiven Einschränkungen sehr stark auf das psychische Wohlbefinden auswirken kann. Plötzliche emotionale Reaktionen, wie z. B. Angst, Wut, Trauer oder Beklemmung können zum Alltag werden.

Nicht zu vergessen ist die negative Einstellung oder Diskriminierung, denen Schlaganfallüberlebende ausgesetzt sein können. Manche Menschen leiden deshalb nach einem Schlaganfall unter posttraumatischen Belastungsstörungen (PTBS), die sich in aufdringlichen Gedanken, Albträumen und Vermeidungsverhalten äußern und die Depression verstärken können. Dies geht aus einer US-Studie hervor, die von der Stiftung

Deutsche Schlaganfallhilfe zitiert wird (2014). Sie zeigt, dass Menschen nach einem Schlaganfall ein deutlich höheres Risiko haben, eine posttraumatische Belastungsstörung zu entwickeln. Ärzte der Columbia University in New York untersuchten systematisch Krankheitssymptome, darunter Stimmungsschwankungen, Schlaf- und Konzentrationsprobleme, die offenbar durch ein Trauma (in diesem Fall einen Schlaganfall) verursacht wurden. An der Studie nahmen 1138 Schlaganfallpatienten teil. Das Risiko, innerhalb eines Jahres nach einem Schlaganfall eine posttraumatische Belastungsstörung zu entwickeln, lag bei 23 Prozent. Überraschend war, dass das Risiko abnahm je länger der Schlaganfall zurücklag. Dennoch ist Warten nicht die Devise. Denn auch über den Zeitraum von einem Jahr hinaus lag das Risiko immer noch bei 11 %.

Die finanzielle Belastung durch Arztrechnungen, Rehabilitationskosten und mögliche Einkommensverluste auf der einen und die Stresssituation der Pflegeperson eines Schlaganfallpatienten auf der anderen Seite, können sich auch indirekt auf die psychische Gesundheit des Schlaganfallüberlebenden auswirken und das Risiko einer PSD erhöhen. Fehlende oder unzureichende Bewältigungsstrategien für den Umgang mit den körperlichen, emotionalen und psychologischen Herausforderungen des Schlaganfalls könnten ebenso den Umgang mit depressiven Symptomen erschweren.

5. Fazit/Ausblick

Bei den vielen Faktoren, die Auswirkungen auf die PSD haben, hebt sich der psychosoziale Aspekt meines Erachtens hervor. Die psychische Vorgeschichte ist ein möglicher Prädiktor für PSD und die Prävention erfordert die Beteiligung der Gesellschaft und der Familie. Der sozioökonomische Status oder die fehlende Stabilität durch Familie oder Betreuer spielen ebenso eine Rolle wie medizinische und psychiatrische Komorbiditäten, die in vielen Studien nicht berücksichtigt werden konnten.

Eine psychodiagnostische Vorgehensweise nach einem Schlaganfall scheint immer richtig zu sein, da das einseitige Durchgreifen auf biologische Aspekte keinen wirklichen Erfolg auf Genesung bietet. Wenn fast ein Drittel der Schlaganfallpatienten an posttraumatischen Belastungsstörungen und mehr als ein Drittel an Post-Stroke-Depressionen leiden, dann ist das Aufgreifen und Analysieren von psychosozialen Risikofaktoren dringend erforderlich. Multinationale Studien, wie die Studie aus den Niederlanden, können dabei helfen soziokulturelle Indikatoren zu ermitteln. Eingehendere Forschung ist nötig, um Schnittstellen der verschiedenen Disziplinen und Behandlungsmöglichkeiten zu verifizieren und ein anwendbares Konzept zu entwickeln. Dafür sollte die Erforschung der PSD im Hinblick auf die Pathophysiologie und Diagnostik mit den modernen Untersuchungsmöglichkeiten und den kommunikativen Instrumenten erweitert werden. Auf kommunaler Ebene könnte dieses Unterfangen durch den Einsatz von ausgebildeten medizinischen Fachkräften in entsprechenden Gesundheitseinrichtungen unterstützt und gefördert werden.

Literaturverzeichnis

Allen J., Born S., Damerow S. (2021): *German Health Update* (GEDA 2019/2020-EHIS) – Background and Methodology. J Health Monitor 2021; 6: 66–79.

Babkair LA (2017) *Risk Factors for Poststroke Depression: An Integrative Review.* J Neurosci Nurs. 2017 Apr;49(2):73-84. doi: 10.1097/JNN.0000000000000271. PMID: 28277449.

Dar SK, Venigalla H, Khan AM, Ahmed R, Mekala HM, Zain H et. al. *Post Stroke Depression Frequently Overlooked, Undiagnosed, Untreated.* Neuropsychiatry. 2017;7(6):906–19

Das J, G K R. (2018) *Post stroke depression: The sequelae of cerebral stroke.* Neurosci Biobehav Rev. 2018 Jul;90104-114. doi: 10.1016/j.neubiorev.2018.04.005. Epub 2018 Apr 12. PMID: 29656030.

De Ryck A, Brouns R, Geurden M, Elseviers M, De Deyn PP, Engelborghs S. *Risk factors for poststroke depression: identification of inconsistencies based on a systematic review.* J Geriatr Psychiatry Neurol. 2014;27(3):147–58.

Dong L, Brown DL, Chervin RD, Case E, Morgenstern LB, Lisabeth LD. *Pre-stroke sleep duration and post-stroke depression*, Sleep Med. 2021 Jan;77:325-329. doi: 10.1016/j.sleep.2020.04.025. Epub 2020 May 11. PMID: 32828696; PMCID: PMC7667889.

Guiraud V, Gallarda T, Calvet D, Turc G, Oppenheim C, Rouillon F et. al. *Depression predictors within six months of ischemic stroke*: The DEPRESS Study. Int J Stroke. 2016;11(5):519–25.

Gustavo C. Medeiros, Durga Roy, Nicholas Kontos, Scott R. Beach,(2020) *Post-stroke depression: A 2020 updated review,* General Hospital Psychiatry,Volume (Band) 66, 2020, Pages (Seiten)7080, ISSN 0163-8343, https://doi.org/10.1016/j.genhosppsych.2020.06.011.

Julian Hirt, Lianne C.J. van Meijeren, Susanne Saal, Thóra B. Hafsteinsdóttir, Jeannette Hofmeijer,

Andrea Kraft,… Janneke M. de Man-van Ginkel, *Predictive accuracy of the Post-Stroke Depression Prediction Scale: A prospective binational observational study*✰, Journal of Affective Disorders,Volume (Bd.)265, 2020, Pages (Seiten) 39-44, ISSN 0165-0327, https://doi.org/10.1016/j.jad.2020.01.019.

Kronenberg, G.,Endres M.,*Schlaganfall und Psycche*, Aktuelle Neurologie 2013; 40(10): 553-556 DOI: 10.1055/s-0033-1354353

Kronenberg G, Schöner J, Nolte C, Heinz A, Endres M, Gertz K. *Charting the perfect storm: emerging biological interfaces between stress and stroke.* Eur Arch Psychiatry Clin Neurosci. 2017;267(6):487–94.

May M, McCarron P, Stansfeld S, Ben-Shlomo Y, Gallacher J, Yarnell J, et al. *Does psychological distress predict the risk of ischemic stroke and transient ischemic attack?* The Caerphilly Study. Stroke. 2002 Jan;33(1):7–1

Nemet, Igor (2008): *Auftreten und Verlauf von Depressionen bei Patienten nach cerebralem Insult während/nach einer stationären geriatrischen Therapie*, Bonn, 2008. - Dissertation, Rheinische Friedrich-Wilhelms-Universität Bonn. Online-Ausgabe in bonndoc: https://nbn-resolving.org/urn:nbn:de:hbz:5M-14406

Robinson RG, Jorge RE. *Post-Stroke Depression*: A Review. Am J Psychiatry. 2016;173(3):221– 31.

Rüsseler, J. (2009) *Neuropsychologische Therapie : Grundlagen und Praxis der Behandlung kognitiver Störungen bei neurologischen Erkrankungen*, Stuttgart, Kohlhammer Verlag, 2009. *ProQuest Ebook Central*, http://ebookcentral.proquest.com/lib/iunworldebooks/detail.action?docID=1658357. Created from iunworld-ebooks on 2023-09-10 07:13:18.

Shamala, Thilarajah., Benjamin Mentiplav, Kelly J. Bower, Gavin Williams, Gerald Koh, Ross A. Clark *Factors Associated With Post Stroke Physical Activity: A Systematic Review and Meta Analysis* Published. October 19, 2017 DOI: https://doi.org.10.1016/j.apmr.2017.09.117

Shi Y, Yang D, Zeng Y, Wu W.(2017) *Risk Factors for Post-stroke Depression: A Meta-analysis.* Front Aging Neurosci. 2017 Jul 11;9:218. doi: 10.3389/fnagi.2017.00218. PMID: 28744213; PMCID: PMC5504146.

Thilarajah S, Mentiplay BF, Bower KJ, Tan D, Pua YH, Williams G, Koh G, Clark RA.(2019) *Factors Associated With Post-Stroke Physical Activity: A Systematic Review and Meta-Analysis.* Arch

Phys Med Rehabil. 2018 Sep;99(9):1876-1889. doi: 10.1016/j.apmr.2017.09.117. Epub 2017 Oct 19. PMID: 29056502.

Wang Z, Shi Y, Liu F, Jia N, Gao J, Pang X et. al. *Diversiform Etiologies for Post stroke Depression.* Front Psychiatry. 2018;9:761.

Kringler, W. Neuropsychologie, *Prävalenz depressiver Störungen bei Patienten mit einem Schlaganfall,* Jahrgang 12,Heft 4, November 2001, https://doi.org/10.1024//1016-264X.12.4.247

World Health Organization (2017): Depression and Other Common Mental Disorders: Global Health Estimates. Geneva

Xiao M, Wang Q, Ren W, Zhang Z, Wu X, Wang Z et. al. *Impact of prediabetes on poststroke depression in Chinese patients with acute ischemic stroke.* Int J Geriatr Psychiatry. 2018;33(7):956–63

Anhang (Bilder/Tabellen)

Anmerkung der Redaktion: Die Abbildungen wurden aus urheberrechtlichen Gründen entfernt.

Tabelle 1. Schwerbehinderte Menschen 2019

Abbildung 1. Schwerbehindertenquote 2019 - in Prozent

BEI GRIN MACHT SICH IHR WISSEN BEZAHLT

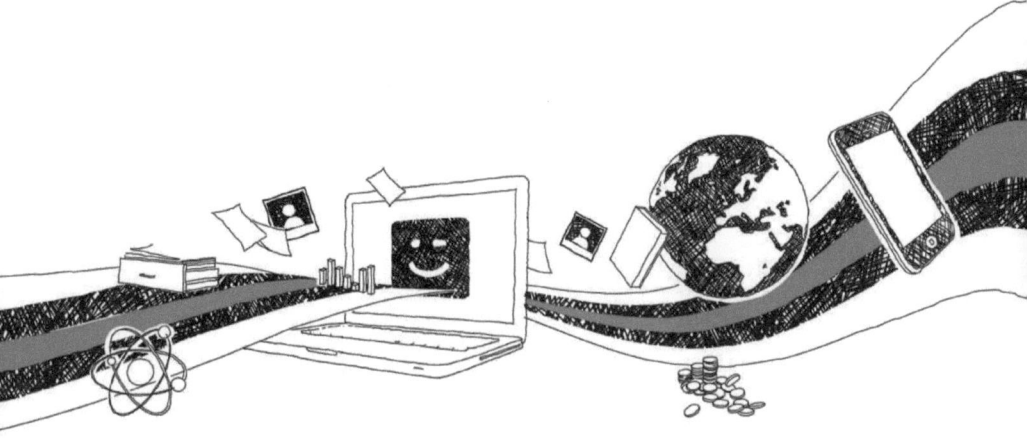

- Wir veröffentlichen Ihre Hausarbeit,
  Bachelor- und Masterarbeit

- Ihr eigenes eBook und Buch -
  weltweit in allen wichtigen Shops

- Verdienen Sie an jedem Verkauf

Jetzt bei www.GRIN.com hochladen und kostenlos publizieren

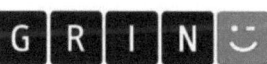